AF305876

DESCRIPTION

D'UNE ÉPIDÉMIE

DE LA CLAVELÉE,

OBSERVÉE

Dans les Villages de Benac, Lanne, Azerai et Ossun, dans le Bigorre, en l'an IX ;

PAR M. LAMAYRAN,

Docteur en Médecine de la Faculté de Montpellier ; Membre du Jury médical, des Sociétés médicale de Paris, et d'Agriculture de Seine et Oise ; Médecin militaire et civil de l'Hôpital de Versailles, et du Prytanée français ; ancien Médecin ordinaire de la Cavalerie française, étranger et troupes légères de France.

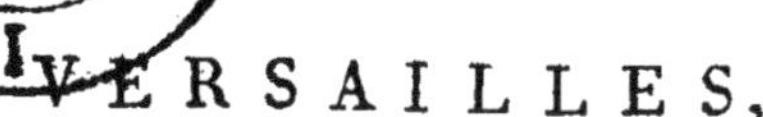

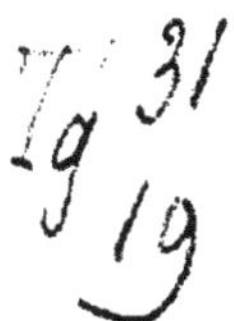

A VERSAILLES,

De l'Imprimerie de Ph.-D. PIERRES, Imprimeur de la Préfecture, Rue St.-Honoré, N.° 23.

1805.

DESCRIPTION

D'UNE EPIDÉMIE

DE LA CLAVELÉE,

OBSERVÉE dans les Villages de Benac, Lanne, Azerai et Ossun, dans le Bigorre, en l'an 9.

L'IMPORTANTE découverte de la Vaccine, comme préservative de la petite vérole, et les expériences heureuses qu'on avoit faites de ce moyen, me donnèrent l'idée qu'on pourroit en tirer un semblable parti pour préserver les moutons de la clavelée. Ces deux maladies (la petite vérole et la clavelée) semblent avoir entr'elles beaucoup d'analogie, quant aux symptômes qu'elles présentent, aux parties qu'elles affectent, aux dangers qu'elles entraînent, à l'effet contagieux qu'elles exercent, aux méthodes de traitemens qui leur conviennent ; cependant il existe entr'elles une différence remarquable ; le caractère de leur virus est tellement spécifique et distinct, l'un de l'autre, que la petite vérole n'est point contagieuse pour les moutons, ni la clavelée pour les hommes.

A l'époque où la Vaccine fut proclamée en France comme un préservatif de la petite vérole, je n'avois connoissance d'aucun fait qui annonçât la possibilité de préserver les moutons de la clavelée, en usant du même procédé que celui qu'on avoit employé contre la contagion de la petite vérole. Je formai dès-lors le projet de faire des expériences, et ce fut dans cette intention que je me déterminai, en l'an 9, à faire le voyage de Bagnères, en Bigorre. Je savois que cette contrée étoit fort riche en troupeaux, que la clavelée y régnoit constamment, et y causoit les plus grands ravages tous les ans.

Arrivé à Bagnères, en messidor, mon premier soin fut de parcourir les montagnes à quatre lieues à la ronde, pour y visiter les troupeaux que leurs propriétaires y envoyent pour les engraisser, et pour donner à leurs toisons une qualité que n'obtiennent point celles de ceux qu'on retient dans la plaine. Toutes mes recherches pour découvrir la clavelée furent vaines ; tous les troupeaux en étoient exempts, et dans un état de santé et de prospérité remarquables.

Six semaines s'étoient écoulées, sans que j'eusse pu découvrir cette maladie ; deux de mes confrères, mes condisciples à Montpellier, firent à ma sollicitation des perquisitions sans succès. Je pris alors le parti de promettre des récompenses aux habitans de la campagne qui parviendroient à faire cette découverte : j'envoyai même des émissaires dans les villages des environs. Tous ces soins furent inutiles.

La saison s'avançoit, je voyois avec peine l'époque de mon départ approcher, sans avoir pu réussir dans mon entreprise, lorsqu'enfin un habitant du village de Benac (M. Miqueu, huissier), nouvellement arrivé pour prendre les eaux, m'assura que cette maladie avoit régné et régnoit encore à Benac, à Lanne, à Azerai et à Ossun : malgré l'avis qu'il me donna que tous les propriétaires des troupeaux me cacheroient avec obstination qu'ils fussent atteints de la clavelée, je partis sur-le-champ, muni d'une lettre de recommandation pour son fils, qu'il chargeoit de me présenter par-tout où il y auroit des troupeaux infectés, et d'assurer de sa part les propriétaires que j'allois chez eux pour observer la clavelée, sans aucune intention de leur nuire. Toutes ces précautions ne les empêchèrent pas de nier l'existence du mal, les uns parce qu'ils se persuadoient que j'étois venu avec le projet d'acheter leurs troupeaux; d'autres, et c'étoient les plus obstinés, me prirent pour un Envoyé du Gouvernement, chargé de faire exterminer leurs troupeaux pour détruire par ce moyen l'épidémie : je parvins néanmoins à les désabuser, et j'obtins alors la liberté de visiter leurs bergeries et les moutons malades.

L'épidémie avoit presque cessé à Benac et à Lanne ; elle exerçoit encore ses ravages à Azerai et à Ossun. La conduite des propriétaires, à l'égard de leurs troupeaux infectés, consiste à séparer les individus malades de ceux qui sont sains, et à les réunir dans un coin de l'étable où ils leur pratiquent une loge très-resserrée : ils choisissent l'endroit le plus obscur, ce qui leur est d'autant plus facile que leurs étables n'ont ordinairement d'autre ouverture que la porte d'entrée, et rarement une très-petite fenêtre. Le plancher est très-bas, et contient au-dessus les fourrages, moyen infaillible de concentrer la chaleur, et les miasmes putrides qui s'exhalent de toutes parts. Pendant le jour, la partie saine du troupeau parcourt les pâturages, et le soir on la fait rentrer, soit dans le lieu où sont les moutons malades, soit, chez quelques propriétaires, dans un endroit qui n'est séparé du premier que par une foible palissade.

L'animal qui contracte la maladie cesse de manger pendant les trois premiers jours de l'invasion ; il devient triste, a l'oreille basse, soutient sa tête avec peine ; il est si foible sur ses jambes, qu'il reste couché sur le côté, ses yeux sont éteints. L'éruption des boutons commence : pour lors la peau des paupières, celle du museau, celle qui recouvre la poitrine, les cuisses et les jambes, devient toute bosselée. On observe beaucoup de ces boutons sur la peau qui est couverte de laine, situés assez profondément dans son épaisseur, et plus superficiels sur toutes les parties non lainées. Leur couleur n'est point rouge comme celle des boutons de la petite vérole chez les hommes ; ils n'ont point d'aréole à leur base : leur forme et leur grandeur sont très-variées ; communément ils ont la forme d'une fève de marais, et l'épaisseur d'une ligne ; les uns sont ronds, d'autres petits comme des grains d'orge ; ils sont confluens sur toute l'habitude du corps ; les boutons des parties non lainées entrent beaucoup plutôt en maturité que ceux qui sont placés sous la toison. Je n'en ai observé aucun de ceux-ci en travail au quinzième ou dix-septième jour de la maladie ; je les ai trouvés durs, indolens comme des corps glanduleux ; leur couleur étoit d'un blanc mat ; tous ceux qui restent exposés au contact de l'air, sont en croûte vers le douzième jour ; j'en ai vu fort peu remplis de matière purulente ; et dans le grand nombre de ceux que j'ai ouverts avec le scalpel pour en recueillir la matière que je me proposois de faire servir à mes expériences, je n'ai obtenu qu'une liqueur claire, sanieuse. Dans ceux qui étoient prêts à finir, le bouton se détachoit sans peine, et je pouvois alors recueillir au fond de la plaie restée à nud, une matière un peu jaunâtre : cette matière tenoit sur-tout à la peau morte du bouton. Chez les moutons les plus malades, et sur le point de mourir, le fond de la plaie étoit livide, gangrené, et la matière qui en découloit, sanieuse.

L'odeur qui s'exhaloit de ces animaux étoit infecte, douceâtre, nauséabonde, absolument semblable à celle de la petite vérole confluente, dans son état et au moment de sa pleine suppuration. Les plus malades faisoient, en respirant, un bruit semblable à celui qu'on observe chez les personnes qui sont attaquées de l'asthme, ou de l'angine gutturale; cependant le mouvement du thorax ne m'a point paru contre nature. J'attribuai cette sorte de stertor au retrécissement des narines par le gonflement de la membrane pituitaire que je crus, mais à tort, comme on le verra d'après l'ouverture des cadâvres, couverte de boutons semblables à ceux que je voyois aux environs des naseaux. Il découloit de l'intérieur des narines une matière ichoreuse, jaunâtre, mêlée de morve.

Les paupières de ceux qui étoient les plus gravement affectés de la maladie, étoient fermées, affaissées, comme si le globe de l'œil fût rentré dans l'orbite; j'eus beaucoup de peine à les ouvrir : les boutons en confluence, dont les paupières étoient couvertes, s'y opposoient. Je trouvai les yeux ternes, flétris, pulvérulens, et sur l'un d'eux, dans un seul malade, un véritable hyppopion. Dans un autre individu, dont toute la face avoit été couverte de boutons confluens, la peau, celle des paupières

sur-tout, étoit dure comme une cicatrice, et adhéroit intimément aux os : elle n'obéissoit à aucune
direction des mouvemens que je cherchois à lui
imprimer; on ne pouvoit pas la pincer; elle étoit
entièrement dépouillée du duvet laineux qui la recouvre dans l'état naturel, et n'offroit qu'une cicatrice, qu'un masque hideux d'un rouge livide foncé.
J'observai sur un autre, dans l'espace compris
entre l'orbite et les naseaux, une croûte de la grandeur de la moitié d'un œuf, à demi-détachée,
laissant voir un trou qui communiquoit dans l'intérieur du nez, suite de la carie des os de cette
partie de la face (*).

En examinant avec attention la bouche de ces
animaux, je n'ai remarqué aucun bouton, ni au
palais, ni sur la langue, ni sur la membrane qui
revêt l'intérieur de cette cavité.

Pendant le cours de la maladie, les moutons sont
très-maigres, très-efflanqués ; la prostration des
forces est si grande qu'ils ne peuvent se soutenir sur

____

(*) J'ai observé cette réunion des boutons en masse
sur l'articulation des extrémités de plusieurs bêtes à
laine, aux environs de Cazères, département de la Haute-
Garonne. L'épidemie de la clavelée dont ils étoient
atteints, étoit très-bénigne, et les boutons sur l'habitude
du corps en très-petit nombre. Le virus s'étoit particulièrement déposé sur ces articulations, qui restèrent totalement
ankilosées.

leurs jambes. Si on les fait lever de force, ils allongent le col, portent la tête en l'air et de côté. Ils exécutent ce mouvement par instinct pour chercher sans doute la lumière dont ils sont privés, leurs paupières étant entièrement fermées.

Quelque dégoûtante que fût l'ouverture des cadâvres morts de cette maladie, je n'hésitai point à l'entreprendre ; elle devoit faire le complément de mes observations. Ma curiosité n'auroit pas été pleinement satisfaite, je n'aurois pas acquis la connoissance importante des effets de cette maladie sur les organes contenus dans les différentes cavités du corps de ces animaux ; je n'aurois pas découvert la cause de leur mort et la suite inévitable des maladies également dangereuses auxquelles ils auroient été exposés, s'ils eussent survécu à la clavelée.

Après avoir détaché la peau qui recouvre la poitrine et le ventre, j'ai trouvé dans presque tous les cadâvres, les muscles de ces parties pâles, décolorés, et presqu'anéantis ; la graisse de l'épiploon entièrement fondue, cette membrane amincie comme une pelure d'oignon, adhéroit sur plusieurs points au grand estomac.

Le premier estomac étoit rempli de foin, sa surface interne étoit grumeleuse, mais saine en apparence. Le feuillet étoit très-distendu par une grande quantité de matières qui avoient acquis la dureté du caillou : ses membranes étoient minces et sèches comme du parchemin.

Le colon et l'estomac étoient très-gonflés par la présence de l'air, leurs vaisseaux très-injectés : leurs membranes étoient parsémées de petits corps blancs qui avoient au moins une ligne d'épaisseur, qui résistoient à la pression, et ressembloient parfaitement aux boutons que j'avois observés sur la peau. J'en ai fendu et disséqué un très-grand nombre, très-variés dans leur forme et dont la consistance étoit celle d'un corps glanduleux : ils étoient confluents et plus épais sur le colon. Je n'en ai point apperçu sur la surface des intestins grêles : ils avoient leur couleur naturelle, et leur capacité se trouvoit réduite à celle d'un gros tuyau de plume. Le mésentère ayant perdu toute sa graisse, ses deux membranes n'of-féroient plus qu'un tissu flétri, mollasse, glaireux, infiltré d'eau; leur surface interne étoit couverte d'une prodigieuse quantité de bulles d'air. Les glandes de cet organe m'ont paru saines.

Les reins, qui dans l'état de santé sont enve-loppés d'une masse graisseuse, étoient entièrement à nud, et simplement recouverts de la toile dont la graisse étoit absolument fondue, à l'exception d'un seul cadâvre où elle ne l'étoit qu'à moitié; ils étoient d'ailleurs pâles et un peu décolorés : toute leur surface étoit parsemée de taches blanches semblables à celles que j'avois observées à l'estomac et au colon.

Le foie m'a paru d'un volume ordinaire, mais très-compact; sa couleur d'un rouge vif, sur-tout celle du grand lobe, qui étoit très-rugueux et recouvert d'une matière muqueuse très-blanche, telle qu'on l'observe sur les viscères qui ont subi un certain degré d'inflammation. Cette inflammation étoit très-manifeste tant à sa partie concave, dont les rugosités étoient comme des grains d'orge, qu'à sa partie convexe qui dans presque toute son étendue se trouvoit adhérente au diaphragme. Dans un seul sujet, j'ai trouvé le foie sans adhérence, sa substance dure, très - compacte, rugueuse à sa surface convexe, et comme brûlée, sa couleur d'un maron foncé, et ses vaisseaux gorgés d'un sang très-noir. La véhicule du fiel d'une couleur bleu-foncé très-distendue par une bile porracée : le jejunum en contenoit une assez grande quantité.

L'ouverture de la poitrine m'a fait voir les poumons très-flétris et réduits à un petit volume, leur couleur pâle, et leur substance lardée d'une grande quantité de grains blanchâtres de la grosseur d'une fève de marais, de la consistance d'un corps glanduleux, et friables lorsqu'étant ouverts on les pressoit entre les doigts. Dans un des cadâvres, j'en découvris un de la grosseur d'un œuf, placé au bord supérieur du grand lobe du poumon droit. Outre ces corps blanchâtres, j'observai dans les deux poumons un assez grand nombre de grains de couleur livide, et de la consistance du foie. Quand on les ouvroit avec le scalpel , il en découloit une sanie d'un rouge foncé qui indiquoit l'existence de la gangrêne. Les poumons n'avoient pas été enflammés dans toute leur masse ; les boutons seuls dont je viens de parler, avoient ce caractère.

Le péricarde contenoit fort peu d'eau. Le cœur étoit mollasse et très-pâle. Je n'ai apperçu à sa surface aucun vestige d'inflammation , ni de boutons comme sur les autres viscères.

A l'ouverture du crâne, les vaisseaux des méninges et les sinus m'ont paru très-gorgés de sang ; la substance du cerveau étoit saine.

Après avoir détaché la mâchoire inférieure pour observer l'intérieur de la bouche, j'ai vu la langue et la membrane qui revet cette cavité très-pâle, sans aucune trace de boutons. Le voile du palais, et ses piliers étoient ulcérés , ainsi que les bords de l'ouverture du larinx ; l'épiglote l'étoit aussi , et presqu'entièrement détruite.

En ouvrant le museau perpendiculairement , j'ai trouvé la membrane qui recouvre les feuillets de l'ethmoïde, épaissie, très-gorgée , d'une couleur livide dans presque toute son étendue ; et ce qui m'a paru sur-tout très-remarquable, la membrane qui recouvre la partie des feuillets des cornets qui sont attachés au plancher de l'orbite, avoit la couleur de feuille morte ; elle étoit macérée , et rendoit une sanie muqueuse. Tout ce désordre manifestoit

l'inflammation générale de ces parties, et leur dé-
génération gangreneuse : je n'y ai observé aucune
trace de boutons.

La laine ne tenoit que foiblement à la peau ; je
la détachai sans peine dans une très-grande étendue,
et je trouvai la peau parsemée d'une très-grande
quantité de boutons confluens , d'une grosseur
considérable, applatis, durs, et sans aucun vestige
du travail de la suppuration. Leur couleur étoit
semblable à celle des grains blanchâtres que j'a-
vois remarqués dans la substance du poumon.
Je fis l'ouverture du cadâvre d'une brebis pleine ;
sa matrice étoit saine : les mamelons de cet organe
l'étoient aussi et sans aucune apparence de boutons.
L'examen attentif du fœtus femelle qu'elle renfer-
moit, ne m'en fit appercevoir aucune trace, il me
parut parfaitement sain.

En finissant ces détails , j'observerai que m'étant
fait une ouverture assez profonde au pouce de la
main gauche, l'introduction dans la plaie du virus
si pernicieux aux moutons, ne détermina d'autre
accident que celui d'une inflammation locale.

Les effets désorganisateurs de la clavelée, quand
elle exerce ses fureurs avec cette violence, rendent
facilement raison de la mortalité des troupeaux qui
en sont infectés. On conçoit également que les
moutons qui ne succombent pas d'abord, restent
exposés à des maladies chroniques qui ne peuvent

manquer de leur être funestes, sur-tout lorsque les boutons qui restent inhérens à la substance des poumons et des autres viscères, viennent à s'enflammer et à déterminer des ulcères plus ou moins nombreux. J'ai vu à Ossun quelques individus d'un troupeau qui avoient échappé à la maladie, périr au bout de six semaines dans un marasme complet par l'effet d'un flux dyssentérique. (*)

La clavelée, ainsi que la petite vérole, n'a pas constamment dans tous les lieux, ni chaque année, le même caractère de malignité. Lorsqu'elle est bénigne, comme je l'ai observée aux environs de Cazères, département de la Haute-Garonne, elle n'exige presqu'aucune précaution, et peut se passer des secours de l'art. Ce n'est donc que lorsque l'épidémie est maligne, lorsqu'elle fait des ravages certains, qu'elle nécessite ces secours. Celle que je viens de décrire ayant ce caractère, je vais indiquer les moyens que j'ai cru les plus convenables pour prévenir la contagion, pour en diminuer les effets, et le genre de traitement le plus propre à la guérison des animaux qui en sont atteints.

Lorqu'un troupeau est infecté, pour en préserver

(*) Je fus si frappé des effets du virus de la clavelée, sur les différens organes du corps de ces animaux, que je me déterminai à en conserver quelques portions dans l'esprit de vin.

la partie saine, on est dans l'usage d'en séparer les individus malades aussi-tôt qu'on les reconnoît pour tels, mais il faudroit, pour que ce moyen réussît, que la séparation fût complette, qu'elle n'eût lieu qu'à une grande distance. Au lieu de cela, les propriétaires gardent tous leurs moutons indistinctement dans le même emplacement, et le plus souvent dans la même étable. Leur incurie à cet égard est inconcevable. J'ai vu à Ossun un troupeau attaqué de l'épidémie, renfermé dans une grange dans laquelle les moutons sains n'étoient séparés des malades que par une crèche haute de deux pieds qui partageoit ce local en deux parties égales. Cette précaution étoit assurément bien inutile, puisqu'aucun des individus n'échappa à la contagion à laquelle presque tous avoient succombé, quand je quittai ces lieux.

La clavelée étant endémique dans ce pays, on ne sauroit trop recommander aux propriétaires des bêtes à laine d'aggrandir les bâtimens qui les renferment, d'y faire les dispositions convenables pour y placer isolément une infirmerie, et de faire parquer la partie saine de leurs troupeaux pendant toute la durée de l'épidémie Les propriétaires les mieux entendus, commettent néanmoins une faute qui ne peut manquer de la propager; ils ne veulent pas s'assujétir à faire faire la quarantaine aux moutons qui viennent de subir la maladie, de manière qu'à la seule inspection de la dessication des boutons, quand l'animal reprend vigueur, qu'il mange et boit passablement, on le réunit au pâturage et à la partie saine du troupeau dont il fait partie. Cette pratique ne peut manquer d'avoir de grands inconvéniens, puisque j'ai observé qu'à cette époque, il existe encore sous la croûte qui s'est formée sur la peau non lainée, une matière séreuse, souvent sanguinolente, qui s'échappe du moment qu'on froisse le bouton dont la croûte se détache aisément et laisse la peau subjacente à nud, présentant une plaie fraîche. Quoique les boutons dont la peau de l'animal est criblée sous la toison, mûrissent lentement et ne percent pas comme ceux des parties non lainées, il n'en est pas moins vrai que par l'effet de la maladie, la toison se dessèche dans sa racine, et se détache de la peau, comme les cheveux et les poils chez les personnes qui viennent d'avoir la petite vérole. Aussi les portions de la toison qui s'arrachent et restent fixés aux bruyères et autres arbustes, propagent infailliblement la contagion.

Rien ne s'opposeroit plus efficacement et plus promptement à la propagation du mal, que le sacrifice des individus qui en sont les premiers atteints. Cette mesure seroit une des plus salutaires dans les cas sur-tout où l'épidémie est essentiellement maligne et meurtrière. J'ai entrevu que ce moyen seroit difficilement adopté, parce que les propriétaires conservent toujours le désir et l'espoir de conserver ces individus.

En attendant qu'on puisse les convaincre de l'utilité de cette pratique, je leur en avois proposé une autre qui présente de grands avantages. La clavelée est sans doute épidémique dans ces contrées, parce que chaque propriétaire s'occupe de soigner ses animaux malades dans son emplacement. Cet usage rend les occasions de propager le mal très-fréquentes et inévitables ; je pense qu'on feroit cesser cet inconvénient en établissant une infirmerie commune dans chaque hameau. Elle devroit être isolée, vaste, et bien aërée ; il faudroit qu'elle fût dirigée par un seul homme, ou par plusieurs si le nombre des moutons malades devenoit considérable. Aucun des habitans du hameau n'auroit la liberté de s'y introduire ; ceux qui y conduiroient les malades seroient obligés de les déposer à l'entrée, et de se retirer sans y avoir pénétré. Les infirmiers recevroient les instructions nécessaires pour l'emploi de tous les moyens que l'art peut indiquer contre ce fléau redoutable. Le Gouvernement pourroit mettre cette mesure en vigueur; lui seul pourroit, par de semblables établissemens, faire triompher la raison et l'expérience de l'aveugle routine et des préjugés qui sont si contraires à l'intérêt des habitans de ces contrées.

Les troupeaux qu'on conduit sur la montagne

pendant la belle saison, y sont rarement attaqués de la clavelée. Le retour du mauvais temps force les propriétaires à les ramener dans la plaine, on les dépouille alors de leurs toisons, on a l'imprudence de les conduire dans des pâturages qui ont été fréquentés par des troupeaux infectés : est-il étonnant d'après cela que l'épidémie qui avoit cessé, se montre de nouveau pour exercer ses ravages ? Pour éviter les inconvéniens de cette alternative, j'avois imaginé une mesure qui, pour réussir, devroit être généralement adoptée. Elle consisteroit à obliger tous les propriétaires de troupeaux, de les envoyer sur la montagne au temps marqué pour cette précaution ; et afin de ne pas constituer en des frais exhorbitans les propriétaires de petits troupeaux, il faudroit en réunir plusieurs de ceux-ci en un seul dans chaque commune, qu'on confieroit à frais communs, et au prorata du nombre que chacun posséderoit, à des bergers en nombre suffisant, et d'après les usages suivis par les grands propriétaires. On donneroit une marque particulière à chaque portion du troupeau qu'on auroit réuni pour en former un seul. Cette mesure seule pourroit prévenir la contagion et diminuer la reproduction du mal.

De tous les moyens que l'on peut opposer aux funestes effets de cette maladie, l'inoculation du virus de la clavelée aux individus qui n'en ont pas encore été atteints, est un des plus certains pour la rendre moins meurtrière. Ce virus, ainsi que celui de la petite vérole, recevroit par cette pratique, une modification qui en rendroit le développement moins périlleux. Si quelques individus en étoient la victime, on sauveroit du moins le plus grand nombre. Comme l'inoculation de la petite vérole, celle de la clavelée auroit sans doute l'inconvénient de perpétuer cette maladie; mais ses avantages ne seroient ni moins remarquables ni moins avantageux que ceux que l'on a retirés de la première. On doit s'attendre que cette méthode sera difficilement adoptée. L'habitant de la campagne est ennemi des soins inaccoutumés ; tout assujétissement nouveau l'importune; et la nécessité de recueillir le virus claveleux, de le conserver, et de l'employer en temps utile, lui paroîtra d'abord fort incommode. Ce n'est qu'à la longue que l'expérience des heureux effets de cette pratique la fera généralement adopter.

Toutes les méthodes que je viens de proposer, ont sans doute le mérite de concourir à rendre ce fléau moins redoutable, en s'opposant à sa propagation, et en rendant ses effets moins funestes; mais l'inoculation de la vaccine dont on a annoncé les effets préservatifs, d'après l'expérience des personnes versées dans l'art de guérir, surpasseroit tous les autres moyens, puisqu'elle auroit l'avantage d'anéantir dans les bêtes à laine la susceptibilité de

conttactes le vice claveleux ; si de nouvelles expériences en assurent le succès, la certitude d'un
gain infaillible sera un puissant motif pour la faire
généralement adopter. Je ne me dissimule pas les
difficultés de l'exécution ; c'est au Gouvernement à
les applanir, en établissant des comités de vaccine *ad hoc* dans chaque canton. Ces comités seroient chargés de recueillir avec soin le virus vaccin
en quantité convenable, de le multiplier par les
procédés déjà connus, afin que l'emploi de cette
méthode, qui seroit obligatoire pour tous les propriétaires de troupeaux, ne fût jamais interrompu
en aucun temps, en aucun lieu. Elle devroit être
d'abord rigoureusement prescrite en faveur des
troupeaux de race espagnole, qui promettent déjà
de si grands avantages pour l'accroissement de l'in-
dustrie nationale. Je ne doute pas qu'avec le temps,
l'habitude de cette pratique ne soit contractée par
les habitans de la campagne, comme celle de tout
autre objet d'agriculture.

L'origine de la clavelée n'est pas plus facile à
assigner que celle de la petite vérole. J'ai interrogé
sur ce point tous les propriétaires des troupeaux,
et particulièrement les vieillards, qui sont des
sages et des oracles parmi eux. Tous se sont
accordés à me dire que la clavelée étoit commu-
niquée aux bêtes à laine par les porcs et par les
oies, qui en sont souvent atteints. Cette assertion

prouve seulement que ces trois espèces d'animaux sont susceptibles de contracter la clavelée, mais elle n'indique pas son origine, ni comment elle s'est développée chez eux pour la première fois (*).

Pour m'assurer de l'existence du claveau chez les porcs, j'allois très-souvent pendant mon séjour à Bagnères, visiter un troupeau de cette espèce que l'on y rassembloit tous les jours derrière l'hôpital. La première fois que je m'y rendis, le gardien me fit voir deux jeunes porcs en convalescence de cette maladie. Tout leur corps étoit couvert de taches semblables par leur forme et leur couleur à celles qu'on observe sur la peau des personnes qui viennent d'avoir la petite vérole ; ces taches n'étoient que l'indice de l'existence de la clavelée. J'avois besoin de preuves plus positives, tirées de l'observation de cette maladie depuis son invasion jusqu'à sa fin. Malgré mes recherches dans tous les lieux où je suivois la marche de la contagion si fatale aux bêtes à laine cette année-là, je n'ai pas eu l'occasion de l'observer sur aucun porc, ce qui ne suffit pas pour nier le fait. Tous les habitans de ce pays y croyent si fort, d'après leur propre expérience, qu'il est expressément défendu aux bergers de

____

(*) Dé tous les animaux domestiques, les porcs et les oies sont les seuls susceptibles de gagner la clavelée, d'après l'observation des habitans de ces contrées.

faire traverser à leurs troupeaux, le lieu où l'on rassemble les porcs pendant le jour.

Il est généralement reconnu dans les départemens du Midi, que la clavelée y enlève tous les ans environ le dixième des bêtes à laine, et c'est une perte de plusieurs millions. N'est-il pas inconcevable, d'après cette triste vérité, que le Gouvernement ne se soit jamais occupé des moyens d'arrêter les ravages de ce fléau qui règne de temps immémorial dans ces contrées ? J'ai long-temps gémi de son insouciance, de celle des gens de l'art et des propriétaires qui se sont succédés d'âge en âge, sans s'être jamais occupés de recueillir des observations qui à la longue auroient fourni les élémens d'un corps fondamental de doctrine, au moyen duquel on seroit infailliblement parvenu à établir des méthodes préservatives et de traitement fondées sur l'expérience, et déduits de l'analogie de cette maladie avec la petite vérole, avec laquelle elle a tant de ressemblance.

Je m'étois si fortement pénétré de la nécessité de commencer ce travail, que pendant mon séjour à Bagnères, j'avois pris la résolution d'aller sur mon sol natal pour y faire les expériences que j'aurois cru les plus propres à me faire connoître le véritable caractère de la clavelée, et à me mettre à même de pratiquer tous les moyens que mon zèle m'auroit suggérés pour diminuer ses ravages en l'inoculant aux bêtes à laine, et pour l'anéantir même, s'il eut été possible, par l'inoculation de la vaccine. Une très-longue maladie, jointe à d'autres circonstances, m'ont empêché d'exécuter ce projet. J'ai depuis constamment formé le vœu que la Société d'Agriculture du Département de Seine et Oise voulût proposer un prix d'encouragement pour inviter les personnes instruites à s'occuper de ce travail. Si les expériences qu'elle a proposé de faire à ce sujet, dans son prospectus de l'année dernière, sont exécutées par des savans zélés, il n'y a pas de doute qu'on acquérera de très - grandes lumières sur un sujet si négligé jusqu'ici, malgré son extrême importance pour la prospérité publique. Cette Société, non contente d'avoir donné la première cette impulsion, a pensé aussi qu'elle pourroit, sans nuire aux efforts de ceux qui auront entrepris des expériences, en diriger elle-même de semblables sous les yeux d'un comité qu'elle a nommé dans son sein.

Le Gouvernement qui n'a rien épargné pour procurer à la découverte de la vaccine tous les succès qu'elle promettoit pour l'anéantissement de la petite vérole, verra sans-doute avec plaisir le résultat des travaux de cette Société, sur l'emploi de ce même moyen, pour parvenir à anéantir la clavelée. Il est certain que si l'on ne s'occupe pas de faire en grand des expériences sur ce sujet, on acquérera difficilement les lumières nécessaires pour opposer des moyens efficaces aux ravages de ce fléau destructeur. L'ignorance des habitans de la campagne sur la nature de cette maladie, sur les précautions et le traitement qu'elle exige, est poussée à un tel point, leurs préjugés sont tellement enracinés, la force de l'habitude les retient si fortement dans le cercle étroit d'une aveugle routine, qu'ils ne le franchiront jamais sans une impulsion grande et vigoureuse, sans une démonstration irrésistible de l'expérience et de l'exemple, qui puisse les convaincre qu'on peut faire mieux qu'on n'a fait jusqu'ici, pour la conservation de leurs troupeaux, et leur avantage personnel.

Les effets désastreux de la clavelée n'ont pu vaincre leur apathie, et les déterminer à rechercher d'autres préservatifs, que des moyens ou très-insuffisans, tels que ceux dont j'ai déjà fait mention, ou très-inutiles, comme de renfermer un crapaud vivant dans la clochette d'un mouton qui la porte à son col : on en met aussi à l'entrée de la bergerie. Quelques recherches que j'aye faites, je n'ai trouvé nulle part la trace de l'emploi des secours qu'on recommande contre les épizooties. Les étables ne sont point aëtées. Le même préjugé qu'on avoit jadis à l'égard de la petite vérole, qu'on croyoit ne pouvoir être guérie qu'en tenant les malades renfermés dans une atmosphère très-chaude, subsiste également pour la clavelée. Aussi malgré la chaleur brûlante de l'été, les propriétaires gardent leurs animaux infectés dans des lieux que l'air extérieur ne peut pénétrer. J'ai vu au village de Lanne cinq moutons attaqués de cette maladie , enfermés dans une niche formée par des bottes de paille , et si étroite qu'un seul homme auroit eu de la peine à s'y placer. Quel moyen plus propre pour aggraver le mal!

L'utilité des fumigations est inconnue. L'on n'a aucune idée des avantages de la saignée , qui , pratiquée dès l'invasion de la maladie , comme dans la petite vérole , a des effets si salutaires , et si propres à en simplifier le caractère. En quittant Bagnères , j'allai dans le département de la Haute - Garonne , pour y visiter plusieurs troupeaux infectés. La maladie débutoit par des symptômes effrayans ; elle seroit devenue maligne et meurtrière , si la nature bienfaisante n'eût déterminé , dès les premiers jours de l'invasion, une hémorragie abondante par le nez. Dès-lors l'orage étoit conjuré , les symptômes allarmans disparoissoient, la clavelée devenoit bénigne , et l'animal étoit en état d'être conduit au paturage.

Pendant les trois premiers jours de la maladie, durant lesquels l'animal ne mange pas , on lui donnoit néanmoins de l'herbe fraîche pour nourriture , et de l'eau chaude à boire. Un vétérinaire de Lourdes fut consulté par quelques propriétaires ; il conseilla l'usage du vinaigre, dans lequel il faisoit infuser dix-neuf sortes de plantes ; on en donnoit une seule fois, ce qui n'empêcha pas les progrès de l'épidémie. Je proposai différens moyens : la saignée, sur-tout au commencement de la maladie ; plusieurs setons à la poitrine, un autre, et c'est le plus essentiel, appliqué depuis le sommet de la tête jusqu'aux nazeaux ; des fumigations, des boissons appropriées au caractère de la maladie, et à ses diverses périodes ; d'autres remèdes enfin dont l'emploi a des effets avantageux dans la petite vérole maligne. Les propriétaires ont refusé l'emploi de ces secours, les uns parce qu'il les auroit assujettis à des soins assidus, d'autres parce qu'ils étoient persuadés de l'inutilité des remèdes.

C'est un fait constaté dans ces contrées, que les personnes qui n'ont pas eu la petite vérole, soignent les troupeaux malades de la clavelée, sans contracter cette maladie. Le virus de l'une et de l'autre a parconséquent une origine différente, un caractère spécifique bien distinct. Cette observation m'avoit fait craindre que le virus vaccin inoculé aux moutons ne pût pas les préserver de la clavelée, comme il préserve les hommes de la petite vérole. Cependant plusieurs personnes recommandables dans l'art de guérir, ont publié des expériences qui semblent annoncer le contraire. Je n'ai garde de révoquer en doute la fidélité de leurs observations, mais elles sont d'une trop haute importance pour ne pas mériter d'être répétées, d'être multipliées même, pour nous convaincre jusqu'à l'évidence de l'utilité de cette pratique; et dans le cas où l'on ne seroit pas assez heureux pour en reconnoître le succès, il nous resteroit un moyen à tenter, à la faveur duquel on pourroit parvenir à adoucir les effets pernicieux de la clavelée, ce seroit de l'inoculer aux animaux qui n'en ont pas encore été atteints. J'ai proposé ce moyen aux propriétaires des troupeaux avec d'autant plus de confiance, qu'elle m'avoit été inspirée par un heureux essai que je venois de faire en ce genre. Un agneau auquel j'avois inoculé le virus de la clavelée, chez M. Le Doux, pharmacien très-distingué à Bagnères, fut transporté dans le lieu de l'épidémie, et y jouit d'une santé parfaite pendant près de deux mois. J'avois fait à cet animal plusieurs piqûres avec une lancette chargée de virus; j'avois pratiqué en outre plusieurs incisions à la peau, pour y introduire des fils fortement imprégnés de ce même virus. En suivant la marche de ces opérations, j'observai que du troisième au quatrième jour, les environs des piqûres s'étoient fort peu gonflés, mais que le gonflement étoit beaucoup plus sensible autour des incisions; la suppuration s'y étoit bien établie et a duré près de six semaines. Le gonflement des piqûres n'a été suivi d'aucun indice de suppuration. L'animal, un peu oppressé, triste, abattu, mangea beaucoup moins pendant les quatre premiers jours : ses naseaux fournirent un écoulement d'un mucus clair en petite quantité. Je n'ai point observé de boutons, ni de rougeur autour des piqûres et des incisions, comme on en observe dans l'inoculation de la petite vérole. Il en a été de même de toute l'étendue des parties non lainées.

Il est généralement reconnu dans ces contrées, que les moutons n'ont pas deux fois la clavelée. Voici l'expérience que j'en ai faite : un propriétaire du village de Lanne, dont le troupeau étoit infecté, ayant un mouton qui l'année précédente avoit eu la clavelée, consentit à ma sollicitation, à le renfermer avec les plus malades : je m'étois engagé à lui payer un prix convenu si ce mouton gagnoit la clavelée, mais cet animal resta constamment renfermé avec les autres dans un local très-resserré, sans contracter la maladie ; je le vis au bout de six semaines jouissant d'une santé parfaite.

Les observations que j'avois recueillies sur l'épidémie de la clavelée, les effets désastreux que je lui voyois exercer sur les troupeaux, la connoissance affligeante que j'avois acquise que la plupart de leurs propriétaires, étoient trop entichés de leurs préjugés contre l'utilité des remèdes; l'insuffisance des moyens

préservatifs qu'ils emploient, fixèrent plus particulièrement mon attention sur l'essai de l'inoculation
de la vaccine aux moutons, pour les préserver de la
clavelée ; mais cette expérience, l'unique objet de
mon voyage, ne put avoir lieu que deux mois après
mon arrivée à Bagnères. Quoique l'inoculation de
la vaccine fût généralement adoptée dans ce pays,
on ne trouvoit plus de virus vaccin depuis quelque
temps : je pris alors le parti d'employer celui que
j'avois emporté de Versailles, et que je devois aux
soins de M. Voisin, qui m'en avoit procuré une
petite quantité dont l'activité s'étoit heureusement
conservée, malgré la chaleur de la saison et la lon-
gueur du temps qui s'étoit écoulé depuis qu'il avoit
été recueilli. Je m'en servis·pour vacciner un agneau
au village de Benac, ce qui me réussit parfaitement.
Du quatrième au cinquième jour, j'apperçus à l'endroit des piqûres un engorgement sensible qui s'ac-
crut progressivement. La partie gonflée et ses environs me parurent avoir un dégré de chaleur supérieur
à celui des autres parties, cependant je n'y remar-
quai point de rougeur, et les boutons parvinrent à
se dessécher sans une suppuration sensible. Il se
forma à leur sommet ou à l'endroit de la piqûre,
une petite croûte de couleur brunâtre.

Pressé par le temps et par plusieurs circonstances
de quitter le Bigorre, et plein de regret d'aban-
donner le plan de toutes les expériences que je

m'étois proposé d'entreprendre, j'allai trouver le
Docteur Miqueu, à Ossun, je lui fis sentir l'importance de donner suite à ce travail, dont il voulut
bien se charger. La circonstance étoit d'autant plus
favorable, qu'il avoit alors plusieurs enfans vacci-
nés, et les boutons de la Vaccine en maturité convenable. En conséquence, nous inoculâmes de suite
la Vaccine, en présence d'un de ses confrères, d'un
de ses frères, pharmacien, et d'un grand nombre
d'autres personnes du lieu, qui faisoient les vœux
les plus ardens pour le succès de ces expériences.
Le propriétaire d'un troupeau sain nous fit don
d'une jeune brebis, sur laquelle nous pratiquâmes
un grand nombre de piqûres. On dressa procès-
verbal de cette première expérience, et le plan de
beaucoup d'autres qui devoient en être la suite. Si
réellement elles ont eu lieu, j'aime à croire que le
Docteur Miqueu s'empressera de les publier, depuis sur-tout que je lui ai fait l'envoi du prospectus
de la Société d'agriculture du département de Seine
et Oise, sur cet important objet. Le silence qu'il a
observé jusqu'ici, m'a déterminé à publier ce mé-
moire, afin d'engager les propriétaires des troupeaux
à soumettre mes idées au creuset de l'expérience.

F I N.

9 782329 587080